Dieta Antiinflamatoria

La guía definitiva para sanar el sistema inmunológico

(Guía de nutrición a base de plantas y alta en proteínas)

Lorenzo De-Las-Heras

TABLA DE CONTENIDOS

Capítulo 1: ¿Qué Es La Inflamación?

El cuerpo es una armadura constante. Es una batalla continua para eliminar los irritantes, simplemente reducir la enfermedad, curar. Y como resultado, el cuerpo late con inflamación, esta última defensa de autoprotección. La inflamación es el resultado definitivo de la batalla interior. La capacidad del cuerpo para sanar es asombrosa; el cuerpo debe trabajar a través de innumerables patógenos, innumerables gérmenes. Su armamento interior es enorme.

Por lo tanto, los síntomas de inflamación en el cuerpo no son realmente infecciones. Este es un error común justo.En cambio, son la respuesta del cuerpo a la infección. Son el intento del cuerpo de llevar los líquidos y la asistencia adecuados a un área fundamental. Y esto funciona impresionantemente bien siempre que el cuerpo tenga un entorno adecuado en el que crear un poder curativo adecuado.

Desafortunadamente, la inflamación continúa es el asesino de seres humanos por excelencia.

Si el cuerpo está funcionando en un ambiente insalubre, que consiste fácilmente en cosas que irritan aún más la inflamación, la inflamación puede desviarse y volverse crónica. La capacidad del cuerpo para sanar debe repetirse una y otra vez. Y esta inflamación continua proporciona un estilo de vida adecuado, uno que puede conducir a una enfermedad continua, fatiga y, en última instancia, a la muerte prematura. Como resultado, la inflamación crónica es, en última instancia, la causa de todas las enfermedades corporales. Es algo que realmente necesita ser tratado a un nivel muy celular para mantener una salud adecuada.

La inflamación inicial generalmente se presenta en varias formas incómodas: hinchazón, pérdida de la función corporal, calor, dolor y enrojecimiento. Estos síntomas se forman a través de la rampa de los tejidos vasculares del cuerpo para aumentar el flujo sanguíneo a la herida o al área enferma. ¿Cómo, precisamente, funciona este proceso de inflamación adecuado?

Capítulo 2: La Dieta En Sí

Ahora que tenemos una idea clara de cuáles pueden ser los peligros reales asociados con el simple exceso de inflamación, sabemos realmente lo importante que es tratar de frenarlo y prevenirlo fácilmente.Con la dieta antiinflamatoria podemos contrarrestar todos los efectos que podría haber tenido el exceso de inflamación y ahorrarnos muchos problemas de salud. Funciona porque los alimentos que comemos juegan un papel importante en el funcionamiento del sistema inmunológico del cuerpo. El sistema inmunológico es lo que más tarde causa la inflamación como se explica en el capítulo dos. La dieta se centra principalmente en comer sano y vivir un mejor estilo de vida.

El consumo de altos niveles de azúcar y altos niveles de grasas no saturadas puede hacer que el cuerpo sea más vulnerable a la inflamación dañina. Scott

Zashin, MD, profesor clínico en el Centro Médico Southwestern de la Universidad de Texas en Dallas

dijo "Los niveles de azúcar y grasas no saturadas causan hiperactividad en el sistema inmunológico, lo que puede provocar dolor en las articulaciones, fatiga y daño a los vasos sanguíneos". Es posible adoptar un enfoque totalmente natural para contrarrestar este problema de inflamación. Lo que comemos simplemente puede jugar el papel más importante en la prevención de la inflamación.

La clave de la dieta antiinflamatoria es alternar los alimentos. Algunas grasas son necesarias en nuestro cuerpo. La dieta antiinflamatoria no se trata de pasar hambre y evitar todas las formas de grasa para adelgazar. Debes comer carne, pescado, legumbres, frutas, verduras, azúcar, grasa, leche, productos lácteos, pan, arroz y solo alimentos ricos en almidón para mantenerte saludable.Debe alternar entre ellos y comer alimentos azucarados lo menos posible. La idea es equilibrar tu dieta. El cuerpo es natural y por eso anhela un equilibrio natural. Por ejemplo, si come demasiada azúcar, se desequilibrará y conducirá a un aumento de peso. Del mismo modo, si ingieres muy poca azúcar, no podrás funcionar correctamente, ya que tu cuerpo se cansará fácilmente por falta de energía y no podrá funcionar correctamente.

Es importante ver qué alimentos hacen que su cuerpo se sienta mejor. No hay una regla establecida sobre qué comer fácilmente.Lo básico es evitar los alimentos enlatados, refinados, procesados, fritos y artificiales. Así que prueba y experimenta con la cantidad y la frecuencia de los diferentes tipos de alimentos. Exactamente por qué los alimentos procesados, enlatados, refinados, fritos y artificiales pueden ponerlo en peligro se explica en el capítulo 6 . Los alimentos orgánicos son a menudo más barato que los alimentos procesados, refinados, enlatados y procesados si observa su mercado local de agricultores. Recuerde que la misma dieta no funcionará mejor para todos. Hay muchas variedades de alimentos disponibles para comer, por lo tanto, ¡no hay necesidad de morirse de hambre! Sea creativo y coma una deliciosa variedad de alimentos frescos y orgánicos.

Capítulo 3: ¿Qué Es La Inflamación?

Una cosa importante que me encanta hacer excelentemente bien es llevar a las personas a través de mis escritos a un entendimiento, donde tienen un conocimiento perfecto de a qué se enfrentan exactamente antes de combatirlo.

Demasiadas personas han sufrido negativamente por un conocimiento repentino de lo que están pasando, quizás a través de la información del médico o más bien a través de su noción preconcebida al respecto. Esto, por supuesto, podría haber sido más fácil simplemente obteniendo información precisa y adecuada sobre lo que están pasando en lugar de simplemente descubrir de repente, por lo que se preocuparon más allá de lo que la condición de enfermedad ha llegado a hacer.

Capítulo 4: Inf2 Amación

Si alguna vez se torció el tobillo o sufrió un resfriado común o una gripe, entonces se ha encontrado con una inflamación. "La inflamación es la reacción de su cuerpo a la irritación, lesión o infección. La inflamación es la forma en que su cuerpo se protege y comienza el proceso de curación. Los síntomas de inflamación incluyen dolor, hinchazón, enrojecimiento y, a veces, pérdida de movimiento o función". El propósito de la inflamación es eliminar la causa inicial de la lesión celular, eliminar las células necróticas y los tejidos dañados por la lesión original y el proceso inflamatorio, e iniciar la reparación del tejido.

La inflamación está estrictamente regulada por el cuerpo. Muy poca inflamación podría conducir a la destrucción progresiva del tejido por el estímulo dañino y comprometer la supervivencia del organismo. Por el contrario, la inflamación crónica puede dar lugar a una serie de enfermedades, como fiebre del heno, periodontitis, aterosclerosis, artritis reumatoide e incluso cáncer Por lo tanto, la inflamación normalmente está estrictamente regulada por el cuerpo.2

4

Cómo romper tu ayuno

Capítulo 5: Nuevo Giro En Una Vieja Tradición

Históricamente, la palabra 'desayuno' describía la primera comida del día, sin importar cuándo ocurriera esa comida. No fue hasta el siglo XV que la palabra comenzó a reconocerse como la comida que consume poco después de despertarse.

Hoy en día, con el ayuno intermitente ganando popularidad, el significado de la palabra 'desayuno' vuelve fácilmente a sus raíces originales.El desayuno para los que ayunan intermitentemente es la comida que se consume cuando elige romper el ayuno, ya sea a las 6:00 a. m. o a las 6:00 p. m.

El ayuno, especialmente con fines religiosos, ha sido algo común durante siglos. Y, en general, a lo largo de la mayor parte de la historia humana, no se prestó mucha atención a cómo romper el ayuno.

Sin embargo, en una era de malos consejos dietéticos simples, cuando se nos dice que comamos fácilmente todo el día,y cuando abundan los alimentos altamente procesados y muy sabrosos, puede tomar un poco más de planificación volver a comer de una manera que logre la mayor comodidad física y resultados más efectivos para sus metas de salud y pérdida de peso a largo plazo.

Capítulo 6: La Diferencia Entre Ayunos Cortos Y Largos

Cada noche, cuando dejamos de comer y nos acostamos, ayunamos brevemente hasta la primera comida del día siguiente.dependiendo de cuándo cenó y cuándo consume su primera comida después de despertarse, puede pasar fácilmente por un ayuno de 2 2 a 2 6 horas, sin cambios fisiológicos en las funciones digestivas.

Aunque no existe un consenso claro o una definición aceptada sobre cuál es el límite entre un ayuno a corto y largo plazo, Diet Doctor define cualquier cosa menos de 25 a 30 a 24 horas como una alimentación restringida en el tiempo, ayunos entre 4 26 a 40 horas como un ayuno a corto plazo. rápido, y cualquier cosa que dure más de 4 6 horas es un ayuno a largo plazo.

La alimentación fácil con restricción de tiempo y los ayunos a corto plazo realmente no requieren precauciones específicas al romper el ayuno.Solo recuerde que es una buena idea no darse atracones de alimentos altamente procesados, azucarados o con alto contenido de carbohidratos porque deshará las ventajas del ayuno. Planee comer una comida sana, baja en carbohidratos y rica en grasas, como cualquiera de las comidas que se presentan en las recetas de Diet Doctor, y estará bien.

Capítulo 7: Terminar Un Ayuno Más Largo: Un Intestino Tranquilo Se Acelera De Nuevo

Los ayunos a largo plazo son diferentes. fácilmente Volver a comer después de un ayuno más largo requiere más planificación y cuidado.A medida que comenzamos a incorporar el ayuno en nuestras rutinas, nuestros cuerpos fisiológicamente tardan un poco en adaptarse al nuevo régimen, especialmente si solíamos comer constantemente. Como comedores crónicos, nuestros cuerpos gastan constantemente energía metabólica produciendo enzimas digestivas para procesar los alimentos que consumimos. Esto cambia cuando empezamos a ayunar por primera vez. Las enzimas digestivas no se necesitan ni se producen.

Capítulo 8: Cómo Combatir Los Radicales Libres

Una manera de suavizar estos efectos causados por los radicales libres es evitar agentes externos que puedan empeorar la condición de la persona como la alta exposición ante rayos Ultra Violeta la ingesta de alcohol y el tabaquismo en exceso, así como mantener una dieta inadecuada sin aportes nutritivos y llena de productos dañinos. Un punto realmente importante está relacionado con nuestros hábitos alimenticios fáciles a través del consumo de propiedades antioxidantes, que simplemente podemos encontrar en varios alimentos y podemos integrarlos fácilmente en nuestras comidas diarias.

En el caso de los pacientes con Síndrome de Sensibilidad Central, Fibromialgia y Síndrome Fatiga Crónica esto permite beneficiarse del efecto reparador en la mejora del estado de nuestras células, así como calmar los efectos de la oxidación causada por los radicales libres y aliviar así los dolores y demás malestares producidos a partir de la enfermedad. Básicamente considerando que solo se debe fortalecer el sistema inmunológico, al consumir los alimentos adecuados el organismo se nutrirá de vitaminas y otras sustancias que escasamente se encuentran en el organismo debido a la presencia patológica. Y aunque existen productos elaborados por el hombre que son especiales para afrontar la oxidación de las células, es preferible optar por cumplir una dieta natural y no esos productos que poseen algún tipo de procesamiento, ya que, al consumir alimentos saludables se podría decir que se tiene una dieta completa que a su vez aporte otros beneficios al organismo, más allá de la propiedad antioxidante. Al consumir estos platos saludables el cuerpo recibe una dosis diaria varias veces al día bastante cargada de todos los elementos necesarios: Vitamina C, E, A, ácido fólico, hierro y zinc, entre otros sin ningún tipo de componente químico.

Es importante consultar esta información con el médico tratante y nutricionista que tomando en cuenta su caso específico pueda sumar o restar algún alimento a la dieta.

Alimentos antioxidantes y sus propiedades.

Ensalada De Papas

Ingredientes:

- Perejil fresco
- Olivos
- Aderezo de vinagreta
- Patatas
- Cebollas en cubo
- Cilantro fresco

Dirección:
1. Pelar las papas
2. Lavarlos
3. Deja que se sequen.
4. Pica las hierbas que vas a utilizar
5. Cocine las papas hasta que estén tiernas
6. Escúrrelas y déjalas a un lado para que se enfríen.
7. Córtalos en trozos y colócalos en un bol.

8. Agregue sus hierbas picadas y cebollas picadas
9. Vierta sus aderezos sobre las papas primero antes de agregar sus hierbas y cebollas para que puedan absorber el sabor.

10. Un consejo sencillo: Antes de hervir las patatas, remojarlas en agua fría un rato para que la parte interior y exterior se hagan al mismo tiempo.

Capítulo 9: Respuestas A Sus Preguntas

¿Qué es la inflamación?

La inflamación es cuando el cuerpo realmente se pone rojo, hinchado y doloroso, especialmente en las pequeñas articulaciones del cuerpo.Suele ocurrir como después de una lesión o traumatismo. Es la reacción habitual del cuerpo, y es normal durante el proceso de curación. Sin embargo, a veces puede salirse de control. La inflamación puede causar un aumento de peso excesivo, daño al cuerpo, diabetes, cansancio, enfermedades cardíacas e incluso crear algunas formas de cáncer. En ese caso, tenemos que trabajar en formas de mejorar la situación. Una solución sencilla es la dieta antiinflamatoria. Se pueden encontrar más detalles y daños de la inflamación en el capítulo 2.

Capítulo 10: Que Es Un Antiinflamatorio¿Dieta?

No es una dieta tradicional, realmente no se enfoca solo en perder peso fácilmente. Una dieta antiinflamatoria se enfoca en comer fácilmente de manera más saludable para mantener el cuerpo saludable y reducir fácilmente la inflamación molesta.No solo se centra en la comida, sino en un estilo de vida saludable en general. Es un método simple pero efectivo para controlar la inflamación, ya que ciertos alimentos son la causa principal de la inflamación.

É a pergunta que a maioria de nós teme no final do dia de trabalho: "O que tem para o jantar?" Mas se você está tentando cozinhar refeições em casa para estar atento ao seu orçamento, gostos culinários, peso ou por qualquer outro motivo, ter novas e excitantes idéias para jantares saudáveis em casa não tem ser complicado ou estressante.

Um jantar saudável deve ser preenchido com muitos alimentos ricos em nutrientes e nutritivos, com um equilíbrio de vegetais sem amido, proteínas, gorduras saudáveis e carboidratos complexos, como vegetais ricos em amido e grãos integrais cheios de fibras, diz Morgan Porpora , RD, uma nutricionista de Nova York.

Outro elemento importante de um jantar amigável à perda de peso em particular é a preparação, observa Porpora . "Escolher alimentos assados, assados, refogados, cozidos no vapor e ensopados normalmente será mais nutritivo do que alimentos empanados, empanados e fritos." Básicamente, otra cosa a tener en cuenta es la calidad de los ingredientes y la facilidad de uso de los aceites de cocina. Porpora recomenda o uso de óleos menos inflamatórios, como óleo de abacate, óleo de coco, azeite extra-virgem e ghee, se puder.

Capítulo 11: Los Conceptos Claves

Antes de pasar a la sencilla parte práctica de esta sencilla guía, repasemos las principales causas de la inflamación para comprender de forma sencilla la importancia real de una dieta equilibrada.Como ya hemos indicado, varias de las causas más comunes de

inflamación incluyen: infecciones, alergias, toxinas, lesiones, traumas emocionales, deficiencias y excesos nutricionales.

Cuando se produce una infección en el sistema, es porque un hongo, bacteria, virus u otro tipo de parásito está atacando el organismo. El sistema inmunitario se prepara entonces para la "batalla" y reacciona mediante una inflamación diseñada específicamente para atacar la infección.

En el caso de una reacción alérgica en cambio, el sistema responde con una inflamación a cualquier sustancia que detecte como una amenaza para el cuerpo. La reacción puede ser tanto leve como grave, y ocurre tanto como respuesta a un alimento específico como a la picadura de un insecto.La inflamación puede producirse también cuando las células se exponen a irritantes químicos o físicos. Muchos tóxicos como pesticidas, tabaco, drogas y amianto pueden ser potenciales causantes de lesiones en los tejidos corporales.

La exposición continuada suele provocar una inflamación como forma de proteger y curar las zonas afectadas, en un intento del cuerpo de sanar y repare las células y tejidos lesionados.

Pero sólo el estrés y la ansiedad pueden tener un efecto adverso en el cuerpo.Cuando una persona sufre estrés emocional, se liberan niveles elevados de cortisona y adrenalina que pueden provocar inflamación y desequilibrio.

El envejecimiento tiende a empeorar este tipo de situación.

Los desequilibrios hormonales, el sistema inmunitario sobrecargado y la inflamación están frecuentemente ligados a desequilibrios en la nutrición.

Las deficiencias nutricionales de hecho, como las de proteínas, grasas, carbohidratos, vitaminas y minerales pueden dejar al sistema sin los nutrientes necesarios para el desarrollo de las células y los tejidos. Por otro lado, una cantidad excesiva de ciertos alimentos realmente puede conducir a un desequilibrio nutricional que realmente afecta negativamente a los tejidos y órganos del cuerpo.En definitiva, cuando hablamos de inflamación son muchos los factores que entran en juego: la dieta, la salud mental, el ejercicio, las condiciones ambientales y la predisposición genética.

A partir de este momento en adelante, nos centraremos en la importancia de combatir la inflamación, y lograr una salud óptima, mediante la comprensión de las bases de una dieta antiinflamatoria.

Capítulo 12: Recomendaciones Para Enfrentar La Inflamación Crónica

realmente Disfrutar de un descanso reparador es siempre un hábito tan bueno que usted debe poner en práctica fácilmente, independientemente de sus condiciones clínicas o generales.Entre los distintos especialistas de la medicina existe un consenso claro en este sentido. Lo ideal es de 8 a 8 horas de sueño ininterrumpido.

Con este tiempo de sueño y descanso, el cuerpo y la mente pueden simplemente recuperarse adecuadamente, lo que favorece en muchos aspectos tales como los relacionados con los procesos inmunológicos fáciles de nuestro cuerpo.Para que tengas una idea mucho más clara, cuando no dormimos lo suficiente nuestro cuerpo lo resiente por la tensión física y emocional.

Esta presión por falta de sueño, obstruye todos los procesos naturales de recuperación que se llevan a cabo en el sistema nervioso y en los tejidos de nuestro organismo, trastornando así cualquier mecanismo de desinflamación llevado a cabo por nuestro cuerpo.

Cumplir las horas de sueño es fundamental para tu salud; no lo dejes al azar y diseña un plan de descanso cónsono con tu realidad y tus necesidades corporales. Pero, más allá de esto, es momento de poner a prueba tu fuerza de voluntad. Mantente enfocado y cumple los horarios de descanso previamente configurados. Sin duda,

le estarás echando una mano a tu
cuerpo, y él te lo agradecerá.

Capítulo 13: ¿Qué Es La Inflamación?

La inflamación aguda, o de corta duración, es una parte saludable del proceso natural de curación del cuerpo.La inflamación crónica, en cambio, se ha vuelto más frecuente debido a la exposición prolongada a alimentos y toxinas ambientales que provocan una respuesta inflamatoria. Las condiciones de alto estrés físico y emocional, la falta de sueño, el estilo de vida sedentario y los períodos prolongados de sobrepeso u obesidad también contribuyen. Cuando nuestro cuerpo se encuentra crónicamente en un modo inflamatorio y reactivo, puede ser la causa principal de muchas afecciones, como alergias, asma, cáncer, diabetes, enfermedades autoinmunes y algunos trastornos neurológicos degenerativos como el Parkinson y el Alzheimer.

Es importante recordar que, aunque los episodios prolongados de inflamación aguda no tratados pueden conducir a una inflamación crónica con el tiempo, las respuestas inflamatorias agudas no son infrecuentes y forman parte natural de los estilos de vida activos y saludables. Los hábitos y las rutinas son variables controlables en nuestras vidas que afectan a la salud. Realmente puede prevenir y revertir muchas afecciones inflamatorias crónicas al hacer cambios simples e impactantes en el estilo de vida ahora.

Capítulo 14: Principios Básicos De La Dieta Antiinflamatoria

Si bien la dieta antiinflamatoria no es una dieta baja en calorías, su énfasis en alimentos saludables y sin procesar y una reducción en el azúcar y la harina pueden conducir a la pérdida de peso.

Las pautas recomiendan comer de 26 00 a 4 4 6 00 calorías por día, según el género y el nivel de actividad; Los hombres y las personas más activas necesitan más calorías, mientras que las mujeres y las personas menos activas necesitan menos.

La dieta antiinflamatoria recomienda que el 40-6 0% de sus calorías diarias provengan de carbohidratos, el 4 0% de grasas y el 20-4 0% de proteínas, con énfasis en carbohidratos, grasa y proteínas en cada comida.

• Carbohidratos: Las verduras y las frutas deberían constituir fácilmente la mayoría de los carbohidratos en su dieta antiinflamatoria diaria.Las legumbres y los cereales integrales también se pueden comer para aumentar el volumen y la saciedad en esta categoría.

• Proteínas: En una dieta antiinflamatoria, se deben enfatizar las verduras y las proteínas magras. Se recomienda la soja, especialmente los productos de soja enteros y los productos de soja integrales, y el pescado, especialmente los ricos en ácidos grasos omega-4 . Limite la proteína animal y evite la carne roja. Además, la dieta antiinflamatoria muestra que el horario de las comidas es importante. La doctora Weil recomienda consumir calorías durante 2 2 horas y usar 2 4 horas como su "período de ayuno" durante la noche. Ella sugiere que este período de ayuno le da tiempo al cuerpo para reajustar su inmunidad, reparar fácilmente las células y reponer su capacidad antioxidante. Por este motivo es importante saber combinar el ayuno intermitente con la dieta antinflamatorio pero tranquilo de esto hablaremos más adelante.

Capítulo 15: Lo Que No Sabías Del Ayuno Intermitente

El grueso de la población realmente confunde el concepto del ayuno intermitente y piensan que consiste en realizar una dieta en particular o reducir las calorías que consumimos para obtener el fin deseado que por lo general está asociado a una perdida repentina de peso o grasa corporal.

Es común creer que todavía no hay suficiente apoyo científico para el ayuno intermitente.2

¿Entonces en que consiste el ayuno intermitente?

.

El ayuno intermitente no es una dieta y no se trata de comer menos fácilmente, sino de comer más sano y en un mismo período de tiempo diferente.

Este método de alimentación podría ser definido como abstinencia voluntaria de comida y bebidas calóricas por un periodo de tiempo predefinido y en el contexto de diferentes protocolos para conseguir un determinado objetivo.

¿Cómo es posible que nos resulte certera esta definición cuando durante toda nuestra vida hemos escuchado que el desayuno es la comida más importante del día y que tenemos que comer 4 o 6 veces al día para mantenernos sanos y fuertes? Para responder a esta pregunta vamos a hacer un pequeño resumen de su historia.

El desayuno es una comida que comenzó a popularizarse en el siglo XIX donde en aquel entonces los trabajadores de las fabricas rurales y aquellos abocados a la agricultura pasaban bastantes horas realizando actividades demandantes. Por tal motivo resultaba una buena idea comer algo antes de ir a trabajar porque de esa manera se podía cubrir el gasto de energía que se tendría a posteriori.

En aquellos tiempos los desayunos gastronómicamente hablando eran más reducidos y no había tanta variedad como conocemos en la actualidad y por lo general se desayunaba comida real como huevos guisantes y judías.

El problema simple es que en su mayoría se cocinaba fácilmente con mantequilla, lo que causaba indigestión durante todo el día.

Estas prácticas se masificaron y fueron gradualmente empeorando el estado de la salud pública.

No mucho tiempo después aparecieron los cereales. Cereales que no tienen nada que ver con lo que hoy conocemos con ese término. Estos cereales fueron mejorando su fórmula para ser un poco más eficientes y nutritivos hasta que finalmente salió el famoso cereal Kellogg's con su innovadora formula que combinaba el bizcochuelo hecho de trigo, avena y harina de maíz para pacientes que sufrían del intestino.

Poco a poco estos cereales se fueron incorporando y formando parte de uno de los desayunos más habituales.

Esto obviamente represento una oportunidad de negocio para todos aquellos que visionaron lucrar con esta creencia del desayuno y es así como empezaron a aparecer varias fábricas de cereales y también otros productos que apuntaban a vender a amplios sectores del público.

Un elemento en común que tenían estos productos es que innovaban al contener azúcar y más ingredientes que no eran saludables para la salud por muchas mismas razones.

De ahí la explicación de que tantas personas tengan diabetes o problemas de indigestión o consumo desmedido de sustancias que perjudican la digestión natural del ser humano.

Berenjena China Picante Frita Al Aire

Ingredientes:

- 1 cucharadita de granos de pimienta de Szechuan, triturados
- 2 cucharada de pasta de chile chino
- 2 cucharaditas de azúcar
- 2 cucharadas de vinagre negro chino
- 2 cucharadita de maicena
- 1 cucharadita de aceite de sésamo
- 2 cebollín, picado
- 2 libra de berenjena asiática
- 2 cucharada de sal kosher
- 2 cucharadas de aceite
- 1 libra de pavo molido
- 2 cucharaditas de salsa de soja
- 2 cucharadas de vino de arroz chino
- 2 cucharada de ajo picado
- 2 cucharadita de jengibre, sin piel, picado

Indicaciones

1. Recorte la parte superior de la berenjena. Corte la berenjena en trozos de ¾ de pulgada de grosor, de aproximadamente 1-5 pulgadas de largo.
2. Colocar en un bol.
3. Cubra con agua fría y 2 cucharada de sal kosher.

Deje reposar durante 15 25 a 30 a 25 minutos.

4. Escurra las berenjenas, enjuáguelas con agua fría y séquelas con toallas de papel.
5. Regrese la berenjena a un recipiente seco.
6. Mezcle con una cucharada de aceite.

Freír las berenjenas al aire a 390-400 450 grados durante unos 1525 a 30 a 25 minutos, hasta que la carne interior esté tierna.

7. Para la salsa:
8. Mientras la berenjena se fríe al aire, prepare la salsa de carne de berenjena.

9. Marinar pavo molido con salsa de soja y 2 cucharadita de vino de arroz durante 25 a 30 a 25 minutos.
10. Caliente 2 cucharada de aceite en un wok o sartén grande.
11. Agregue ajo y jengibre: saltee hasta que estén fragantes, aproximadamente 35 a 40 segundos.
12. Agregue los granos de pimienta de Szechuan triturados y la pasta de chile.
13. Cocine por otro minuto.
14. Agregue la carne marinada y saltee hasta que se dore.
15. Agregue vino de arroz, azúcar, vinagre y 4 cucharadas de agua.
16. Llevar a hervir; luego reduzca el fuego y agregue la berenjena frita al aire.

Revuelva y cocine a fuego lento durante 2-31-5 minutos.

17. Mezcle la maicena con 4 cucharaditas de agua fría. Agregue la berenjena para espesar la salsa.

18. Rocíe con aceite de sésamo y revuelva. Adorne con cebolletas picadas.

Barras De Granola De Frutas Y Nueces

- 1 taza de almendras fileteadas
- 2 taza de fruta seca, como pasas, arándanos o cerezas
- 2 cucharadita de canela molida
- 2 cucharadas de agua
- 2 cucharadita de aceite de coco
- 10 dátiles Medjool grandes, deshuesados y picados
- 1 taza de mantequilla de almendras
- 1 taza de semillas de calabaza sin cáscara

1. Engrasar un molde de cristal de 25 a 30 x 25 a 30 cm con el aceite de coco.

2. Forrar la fuente con papel de hornear de manera que el papel suba por los lados de la fuente.

3. En una batidora, combinar los dátiles, la mantequilla de almendras, las semillas de calabaza, las almendras, los frutos secos, la canela y el agua, y batir hasta que quede suave pero no del todo.

4. La masa debe estar cohesionada, pero con textura y desmenuzable.

5. Si la masa no se une, empujarla alrededor del procesador de alimentos con una cuchara o añadir agua, una cucharada a la vez, pulsando en el medio.

6. Forme una bola con la masa y pásela a la fuente de horno forrada. Con las manos, presiona en el molde para que

quede uniforme y para que llegue a las esquinas.

7. Poner la masa en el frigorífico durante 3-3 ½ horas, luego sacarla del frigorífico y agarrar los bordes del papel de horno para levantarla de la bandeja.

8. Coloque la granola en una tabla de cortar y utilice un cuchillo afilado para cortarla en 8-8 ½ barras.

9. Las barras pueden guardarse en la nevera hasta 10 días.

Gofres De Trigo Sarraceno

Ingredientes

- 2 cucharada de jarabe de arce
- 250ml de agua
- 300 ml de leche de almendras
- Aceite de coco para la gofrera
- 2 cucharadita de extracto de vainilla
- 180 g de harina de arroz integral
- 1 cucharadita de bicarbonato de sodio
- 2 huevo
- 290 g de harina de trigo sarraceno
- 2 cucharadita de polvo de hornear
- 1 cucharadita de sal

25 a 30

Direcciones:

1. Bata la harina de trigo sarraceno, la levadura en polvo, la harina de arroz, el bicarbonato de sodio y la sal en un bol mediano.
2. Añadir el jarabe de arce, el huevo y la vainilla a los ingredientes secos.
3. Bata el agua y la leche de almendras en un chorro lento y constante hasta que esté suave.
4. La masa está absolutamente libre de grumos.
5. Deje pasar 15 a 25 a 30 minutos para que la masa se espese ligeramente.
6. Cuando el trigo sarraceno está en reposo, es posible que se deposite en el fondo del plato, por lo que hay que removerlo bien antes de utilizarlo.
7. Adereza la gofrera con aceite de coco y caliéntala.
8. Vierta la masa en la gofrera y cocine según las instrucciones del fabricante.

Batido De Jengibre Y Bayas

Ingrediente

- 2 (2 pulgada) trozo de jengibre fresco, pelado y picado grueso
- 2 tazas de hielo picado
- 4 tazas de moras frescas
- 4 tazas de leche de almendras sin azúcar
- 2 o 2 paquetes de stevia, o al gusto

Preparación

1. Poner las moras, la leche de almendras, la stevia, el jengibre y el hielo en una batidora y mezclar bien.

2. Mezcla hasta que esté suave.

Deliciosa Ensalada De Col Rizada Con Hierbas Y Linaza

Ingredientes:

- 1/2 taza de aceitunas Kalamata
- 2 diente de ajo picado
- 2 pepino pequeño, en rodajas finas
- 2 cucharadas de cebolla verde, picada
- 2 cucharadas de cebolla roja, picada
- 5 cucharadas de semillas de lino
- 2 cucharada de aceite de oliva virgen extra
- Una pizca de sal
- Una pizca de albahaca seca
- 1 de un limón
- 6 tazas de col rizada de dinosaurio, picada

Direcciones:

1. Lleve a ebullición una olla mediana, llena hasta la mitad con agua.
2. Enjuague la col rizada y córtela en tiras pequeñas.
3. Colóquelo en una vaporera y colóquelo sobre agua hirviendo y cocínelo al vapor durante 6 a 8 minutos.
4. Transfiera la col rizada al vapor a una ensaladera.
5. Sazone la col rizada con aceite, sal, albahaca y limón. Mezcle para cubrir bien.
6. Agregue los ingredientes restantes en la ensaladera, revuelva para mezclar.
7. Servir y disfrutar.

Estofado De Patatas Y Atún

Ingredientes:

- 2 cucharadita de paprika dulce
- 2 filetes de atún, troceados
- 2 pimiento rojo picado
- 2 cucharada de cilantro picado
- 2 cucharadita de chile deshidratado
- 1/2 pinta de caldo de pollo
- 2 cebolla amarilla picada
- 2 cucharada de aceite de oliva
- 2 diente de ajo, picado
- 25 a 30 onzas tomates enlatados picados
- 4 boniatos cortados en cubitos

Preparación:

1. En una olla calienta el aceite a fuego medio en la estufa.

2. Añade las cebollas, remueve la mezcla y cocina mientras mueves durante unos 35 a 40 minutos hasta que se ablanden.

3. Añade el ají y el ajo, remueve y cuece durante 1-5 minuto.

4. Añade el caldo, tomates, patatas, paprika y pimiento rojo, remueve la mezcla.

5. Hierve y cocina durante 25 a 30 minutos a fuego medio.

6. Añade el atún, cocina durante 10 a 15 minutos.

7. Añade en tazones para servir, espolvoréalo con cilantro y sírvelo caliente.

Alforfóny Quinoa Granola

Ingredientes:

- Avena de trigo sarraceno (2 taza)
- Quinua cocida (2 taza)
- Avena normal (2 / 2 taza)
- Arándanos secos sin azúcar (1 taza)
- Miel (4 cucharadas)
- Aceite de coco líquido (4 cucharadas)
- Extracto de vainilla (2 cucharadita)
- Canela molida (2 /4 cucharadita)
- Jengibre molido (2 /4 cucharadita)

Procedimientos:

1. 2 . Cubra una bandeja para hornear con papel pergamino o una estera de silicona para hornear, o engrase ligeramente una bandeja con aceite de oliva.

2. Precaliente el horno a 350'F.

3. Mezcle el aceite de coco, el extracto de vainilla, la miel, el jengibre y la canela en un tazón pequeño.

4. En un tazón grande separado, mezcle el trigo sarraceno, la quinua y la avena.

5. Agregue la mezcla de miel y revuelva bien hasta que todos los ingredientes estén completamente combinados.

6. Extienda la mezcla uniformemente en una fuente y hornee a 350'F por 450 minutos o hasta que comience a dorarse.

7. Retire la sartén y agregue los arándanos. Revuelva bien y luego coloque la sartén en una rejilla para que se enfríe por completo.

8 . Guarda la granola enun recipiente hermético.

Calabacín Relleno

Ingredientes

- 2 cucharadita de comino en polvo
- Escamas de pimiento rojo
- 1 taza de hojas de perejil picado

- 4 calabacines medianos
- 2 cebolla morada pequeña, picada
- 4 dientes de ajo picados

Preparación

1.   Precalienta el horno a 250ºC.
2.   Corta el calabacín por la mitad a lo largo, luego usa un sacabolas o una cuchara pequeña para retirar con cuidado las semillas.
3.   Coloca el calabacín, con el lado cortado hacia arriba, en una bandeja de horno
4.   Espolvorea el calabacín con sal y pimienta.
5.   Deja reposar durante 25 a 30 minutos o hasta que los calabacines estén cocidos
6.   Aparta el calabacín a un lado.
7.   Cocina la cebolla a fuego medio en una sartén.
8.   Añade el ajo y fríe, removiendo constantemente, durante un minuto más.
9.   Añade el comino, remueve.

10.   Añade escamas de pimiento rojo al gusto.

11.   Prueba la mezcla y añádele sal según sea necesario.

12.   Añade el perejil.

13.   Llena cada barca de calabacín con suficiente mezcla para redondear en la parte superior, pero sin que se salga por los lados del calabacín.

14.   Transfiere el calabacín de nuevo al horno y hornea otros 25 a 30 a 25 minutos, sirve.

Panqueques Sin Huevo

Ingredientes:

- • •   1 cucharadita de extracto de vainilla
- •   1 cucharadita de azúcar
- 2 cucharadita de polvo de hornear
- •   1 taza de leche
- •   1 cucharada de agua
- 2 cucharada de mantequilla
- •   1 taza de harina para todo uso
- 1/7 de cucharadita de canela molida
- 2 /8 de cucharadita de sal
- •   1 cucharada de aceite vegetal

Instrucciones:

1. Combinar la harina, la canela, la sal, el polvo de hornear y el azúcar en un tazón.

2. Combina la leche, el aceite vegetal, la vainilla y el agua en otro tazón. Vierte la mezcla de leche en el tazón de la mezcla de harina y revuelve hasta que esté bien combinada, asegurándote de no mezclar demasiado.

3. Deja reposar durante 5-10 minutos.

4. Coloca una sartén a fuego medio y deja que se caliente.

5. Añade ¼ de cucharada de mantequilla y deja que se derrita. Vierte 1/2 de la masa.

6. En un par de minutos, se verán burbujas en la parte superior del panqueque.

7. 6 . Cocina hasta que la parte inferior esté dorada.

8. Voltea el panqueque y cocina el otro lado también.

9. Retira el panqueque de la sartén y sírvelo con los ingredientes de su elección.

10. Repite los pasos 4 y 6 y has los panqueques restantes.

Huevo Con Aguacate

Ingredientes:

- Una pizca de paprika
- 2 aguacates maduros
- 4 huevos medianos
- 4 cucharadas de queso parmesano rallado
- 2 cebollín picado
- Pimienta negra al gusto

Direcciones:

1. Precaliente el horno a 450 0F.

2. Cortar los aguacates por la mitad y desechar el carozo.

3. Corta las porciones redondeadas del aguacate para nivelarlos en una bandeja para hornear.

4. Casca un huevo en cada agujero del aguacate.

5. Sazone cada huevo uniformemente con pimienta y paprika.

6. Hornee en el horno y hornee por 30 a 35 minutos o hasta que los huevos estén cocidos a su gusto.

7. Servir con una pizca de parmesano.

Bacalao Frito Con Verduras Y Calabacín

Ingredientes:

- 40 g de pasta de curry rojo
- 25 a 30 g de aceite de oliva
- 450 g de filete de bacalao
- 450 g de calabacín
- 2 manojo de tomates

1. Limpiar y lavar los calabacines y cortarlos en palitos de unos 6 a 8 cm de largo;
2. Escurrir el bacalao sobre un paño de cocina y sazonar con sal, pimienta y jugo de limón;
3. Lavar los tomates, quitarles la piel y cortarlos en dados finos;
4. En una fuente refractaria sofreír el bacalao en aceite de oliva y cocer al horno a 250;
5. Ponga los calabacines a asar en el aceite de oliva;
6. Agrega los tomates cortados en cubitos;

7. Sazone con sal, pimienta y la pasta de curry rojo;
8. Coloque los tomates y el calabacín en platos;
9. Colocar encima el bacalao cocido.

Aderezo César Paleo

Ingredientes

- 2 tablespoon de coco o vinegar cider vinegar manzana
- El jugo de 2 limón
- 5 tazas de aceite de oliva ligero

- 4 huevos habitación temperature
- 2 onza anchovies medio can o about 6 filetes
- 4 dientes de ajo *
- sal 1 teaspoon
- pimienta medio teaspoon

Instrucciones

1. En una boca grande tarro de albañil, mezcle los huevos, anchoas, ajo, sal, pimienta, vinagre y jugo de limón.

2. El uso de una batidora de inmersión, mezclar hasta que quede completamente lisa. Acerca de 35 a 40 segundos.

3. Con el mezclador en, se vierte lentamente en aceite de oliva y movimiento licuadora arriba y hacia abajo en el frasco hasta que se añade todo el aceite y mezcla es gruesa.

Alioli

ingredientes

- 26 0 mlPetróleo, neutro
- 2 cucharaditajugo de limon
- sal y pimienta

- 4 pies / n
- ajo
- yema

Preparación

1. Lugar cálido yema de huevo en un tazón. el ajo y la cáscara de proceso en un mortero en un mortero.

2. Siempre agregue sal para hacer la pasta se unen.

3. A continuación, mezclar en un bol con la yema de huevo y una pizca de jugo de limón.

4. Agregar el aceite poco a poco, primero gota a gota, después en un

chorro fino, batir vigorosamente con el batidor de todo el tiempo.

5. Tenga cuidado, añadir el aceite demasiado rápido, la masa se coagule, es decir, el proceso de salpicaduras tomará tiempo!

6. Por último, la temporada de nuevo y, si es necesario, se sazona con sal y pimienta.

Quiche De Ricotta

Ingredientes:

- 10 g de cáscara de psyllium
- 150 ml de agua
- 2 ramita de albahaca
- 2 diente de ajo
- 4 cebolletas
- 8 huevos
- 150 g de queso parmesano rallado
- 80 ml de jugo de limón
- 450 g de ricotta
- 80 g de harina de linaza
- 20 g de harina de coco
- 80 g de harina de almendras
- 20 g de semillas de chía
- Sal y pimienta.

Dirección:

1.   Mezcle las cáscaras de psyllium trituradas, las semillas de chía, la harina de coco, la harina de almendras, la harina de linaza, la sal y el agua para hacer la masa;
2.   Limpiar y cortar las cebollas en rodajas;
3.   Mezcle la ricota, la albahaca picada, el diente de ajo machacado, las cebolletas, los huevos, el queso parmesano, el jugo de limón, la sal y la pimienta;
4.   Estirar la masa en una fuente para horno;
5.   Verter la crema de ricotta por encima y hornear a 250º durante 40a 45 minutos.

Avena Con Plátano

Ingredientes:

- Quick/2 taza de avena rápida
- 2 plátano maduro - triturado
- taza/2 taza de agua

Direcciones:

1. Mida la avena y el agua en un recipiente apto para microondas y revuelva para combinar.
2. loque el recipiente en el microondas y caliéntelo a temperatura alta durante 1-5 minuto.
3. Retire el tazón del microondas y agregue el puré de plátano y disfrute.

Waffles Belgas

Ingredientes:

- 1 cucharada de polvo de hornear
- 1/2 cucharadita de sal
- 2 huevo grande, separado
- 2 taza de leche
- 9 tazas de harina para todo uso
- 5 cucharadas de azúcar
- 1 cucharadita de canela molida
- 1/2 taza de aceite vegetal
- 1 cucharadita de extracto de vainilla

Dirección:

1. Combinar la harina, la canela, la sal, el polvo de hornear y el azúcar en un tazón.

2. Con una batidora manual eléctrica, batir la clara de huevo hasta que se formen picos firmes.

3. Mezclar la yema, el aceite vegetal, la vainilla y la leche en otro tazón.

4. Vierte la mezcla de leche en el tazón de la mezcla de harina y revuelve hasta que esté bien combinada, asegurándote de no mezclar demasiado.

5. Añadir la clara de huevo y doblarla suavemente.

6. Enchufa la wafflera y deje que se precaliente, siguiendo las instrucciones del fabricante.

7. Rocía spray de cocina en la plancha.

8. Vierte 1/2 de la masa en la plancha de waffles.

9. Cierra la tapa y ajusta el temporizador para –10 a 15 minutos, dependiendo de cómo te guste la cocción.

10. Retira el waffle y colócalo en un plato.

11. Repite el paso anterior y haz el otro waffle.

12. Sirve con los ingredientes de tu elección.

www.ingramcontent.com/pod-product-compliance
Lightning Source LLC
Chambersburg PA
CBHW070551030426
42337CB00016B/2444